Virendra Patil

Proteína C -reactiva de alta sensibilidade: um novo marcador inflamatório de DCV

Virendra Patil

Proteína C -reactiva de alta sensibilidade: um novo marcador inflamatório de DCV

Proteína C -reactiva de alta sensibilidade - um novo marcador inflamatório de doença cardiovascular: Uma perspetiva global

Imprint

Any brand names and product names mentioned in this book are subject to trademark, brand or patent protection and are trademarks or registered trademarks of their respective holders. The use of brand names, product names, common names, trade names, product descriptions etc. even without a particular marking in this work is in no way to be construed to mean that such names may be regarded as unrestricted in respect of trademark and brand protection legislation and could thus be used by anyone.

Cover image: www.ingimage.com

This book is a translation from the original published under ISBN 978-3-659-53811-7.

Publisher:
Sciencia Scripts
is a trademark of
Dodo Books Indian Ocean Ltd. and OmniScriptum S.R.L publishing group

120 High Road, East Finchley, London, N2 9ED, United Kingdom
Str. Armeneasca 28/1, office 1, Chisinau MD-2012, Republic of Moldova, Europe
Printed at: see last page
ISBN: 978-620-7-66772-7

Monografia

Proteína C -reactiva de alta sensibilidade - um novo marcador inflamatório de doença cardiovascular: Uma perspetiva global

Autor:

Dr. Virendra C. Patil

MBBS, MD. Professor de Medicina

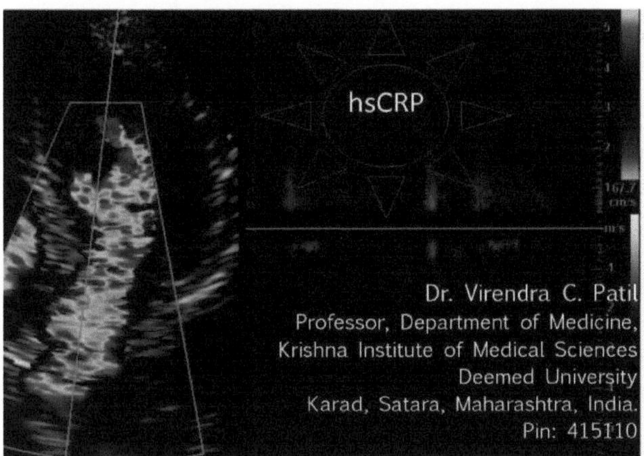

ÍNDICE DE CONTEÚDOS

Introdução:

A contribuição da inflamação para a aterosclerose está bem demonstrada. A capacidade da PCR-us para prever resultados em doentes com doença arterial coronária estável e o significado prognóstico permanecem pouco claros. Os níveis elevados de proteína C-reactiva (PCR), um biomarcador de inflamação, demonstraram prever eventos vasculares. O significado prognóstico da proteína C-reactiva de alta sensibilidade (PCR-us) é derivado de indivíduos sem doença arterial coronária evidente e com síndromes coronárias agudas. Na doença arterial coronária estável, um nível elevado de PCR-us é um preditor significativo de eventos cardiovasculares adversos, independentemente das características de base e dos tratamentos. A PCR-us prevê não só eventos cardiovasculares tradicionais, como morte cardiovascular, enfarte do miocárdio e acidente vascular cerebral, mas também outros resultados clínicos com um potencial componente inflamatório, incluindo insuficiência cardíaca de início recente e diabetes mellitus. Estudos clínicos associaram a inflamação crónica a futuros eventos CV, e os biomarcadores de inflamação emergentes parecem melhorar a identificação de doentes assintomáticos em risco. Destacamos as recomendações e directrizes das sociedades e as considerações sobre a utilização da PCR-us para orientar as decisões de tratamento na prevenção da DCV.

Necessidade de um novo marcador de doença cardiovascular: Estima-se que a doença cardiovascular aterosclerótica (DCV) seja a principal causa de morte. A incidência de DCV continua a aumentar exponencialmente nos países em desenvolvimento. A inflamação desempenha um papel fundamental na progressão da DAC. A aterosclerose parece estar associada à atividade inflamatória e ao risco de doença vascular, mas os factores que promovem a inflamação não são aparentemente claros e consistentes de acordo com a literatura publicada. Os eventos coronários não podem ser previstos apenas pelos factores de risco convencionais e tradicionais. Cerca de metade das DAC podem ser atribuídas a factores de risco tradicionais e as restantes são inexplicáveis. A avaliação alternativa de novos factores de risco pode facilitar a identificação precoce e precisa de indivíduos em risco de sofrer de DAC. Recentemente, a proteína C reactiva (PCR) de alta sensibilidade, um biomarcador inflamatório, emergiu independentemente como um dos mais poderosos preditores de doença cardiovascular, quer por correlação com a extensão da DAC (marcador de doença), quer como indicador de um evento inflamatório que leva à rutura da placa (marcador de processo). O papel da inflamação sistémica de baixo grau, evidenciada por níveis elevados de proteína C reactiva de alta sensibilidade (PCR-us) na patogénese da doença vascular aterosclerótica, tem sido intensamente investigado nas últimas duas décadas[1].

Tendo em conta o aumento da incidência da aterosclerose coronária, é importante conhecer a PCR-us como um marcador de atero-trombose. Grandes estudos observacionais publicados estabeleceram que a proteína C reactiva de alta sensibilidade (PCR-us), um biomarcador de inflamação, é um preditor independente de DAC[1, 2]. Embora a PCR esteja envolvida no processo imunológico que desencadeia a remodelação vascular e a deposição de placas e esteja associada a um aumento do risco de doença CV (DCV), as provas aleatórias definitivas do seu papel como fator causal na aterotrombose são equívocas. A questão de saber se a medição dos níveis de PCR-us proporciona um valor preditivo incremental consistente e clinicamente significativo na previsão e reclassificação do risco, para além dos factores convencionais, continua a ser debatida. Apesar da publicação de directrizes sobre a utilização da PCR-us na previsão do risco de DCV por várias organizações profissionais importantes, não existe um consenso claro sobre a utilização clínica da PCR-us. O presente artigo faz uma revisão da literatura para descobrir a biologia da PCR e o seu papel na aterosclerose, a qualidade do nível de PCR-us como biomarcador de risco, a utilização da PCR-us como ferramenta para iniciar a terapêutica com estatinas na DCV e compreender melhor a aplicação da proteína C-reactiva de alta sensibilidade (PCR-us) na prática clínica. Destacámos as recomendações das sociedades e considerações importantes quando se utiliza a PCR-us para orientar as decisões de tratamento na prevenção de DCV.

Panorama atual da literatura: Os factores de risco convencionais no score de risco de Framingham (FRS) representam a maior parte do risco de doença coronária (CHD) e têm sido o marco da avaliação de risco durante décadas. No entanto, cerca de um terço dos indivíduos com 0 ou 1 fator de risco desenvolvem CHD e até metade dos indivíduos com níveis de colesterol abaixo da média da população morrem de CHD. Além disso, muitos eventos CV ocorrem em doentes tratados com terapêutica com estatinas. Foi investigada uma vasta gama de biomarcadores, com ensaios de alta sensibilidade que detectam níveis baixos de proteína C-reactiva (PCR), para aperfeiçoar a avaliação do risco e iniciar a terapêutica preventiva. Vários ensaios aleatórios controlados (RCTs) demonstraram uma associação de biomarcadores pró-inflamatórios com a doença arterial coronária (DAC). Uma vez que a aterosclerose é um processo inflamatório, vários marcadores de inflamação têm sido avaliados para este fim. Entre eles, a proteína C-reactiva de alta sensibilidade (PCR-us) surgiu como um importante marcador de risco CV. Mais do que um simples marcador de inflamação, a PCR-us pode influenciar diretamente a vulnerabilidade vascular através de vários mecanismos, incluindo o aumento da expressão de moléculas adesivas, a redução do óxido nítrico, o aumento da expressão de PAI-1 endotelial e a alteração da captação de LDL pelos macrófagos. [3, 4] Uma declaração científica emitida pelo Centro de Controlo de Doenças (CDC) e pela Associação Americana do Coração (AHA) mencionou a PCR-us como o único marcador inflamatório que pode ser utilizado para a previsão do risco, tanto na prevenção primária como secundária de eventos cardiovasculares[5].

Proteína C - reactiva e PCR de alta sensibilidade (PCR-us):

A proteína C-reactiva (PCR) é um membro da   família   de   proteínas
pentraxina. É um reagente de fase aguda sintetizado principalmente pelo
fígado. Os níveis séricos de CRP estão elevados em resposta a infecções
agudas, condições inflamatórias e traumatismos. Nestas situações clínicas,
os níveis séricos de CRP aumentam rapidamente, geralmente para além de
10 mg/L.[6] A PCR tem uma semi-vida relativamente longa de 18 a 20
horas, devido à sua estrutura estável de pentraxina. Existem dois tipos de
PCR com qualidades diferentes: a PCRp (pentâmero) e a PCRm
(monómero), que se desenvolve quando o pentâmero se dissocia e é
sintetizada pelas células que são activadas pelo processo patológico
(necrose dos tecidos, traumatismo, infeção e mediadores relacionados:
interleucinas IL-1, IL-2, IL-17 e fator de necrose tumoral alfa [TNFa]).
O metabolismo entre os saudáveis e os doentes não difere e a taxa de
síntese depende da intensidade do processo patológico. A concentração
basal de PCR depende dos seguintes factores: idade do doente, sexo, etnia,
raça, estado hormonal, tabagismo, obesidade, consumo de álcool, hábitos
alimentares, agente infecioso, duração da doença, co-morbilidades,
fármacos, polimorfismo genético; por conseguinte, deve ser utilizada a
média de duas medições. As técnicas de ensaio de alta sensibilidade, tais
como a imunonefelometria, a imunoturbidimetria, o ensaio
imunoenzimático de alta sensibilidade (ELISA) e o perfil acústico
ressonante (RAP), podem detetar a PCR com uma sensibilidade de 0,01 a
10 mg/L. Estes ensaios de alta sensibilidade ajudam a quantificar graus

baixos de inflamação sistémica, na ausência de doenças inflamatórias ou imunológicas sistémicas evidentes. Os ensaios de PCR-us foram padronizados em várias plataformas comerciais e podem ser medidos com precisão.[7] [Figura 1]

Figura 1: Mecanismo molecular da PCR na patogénese da aterotrombose e da DCV

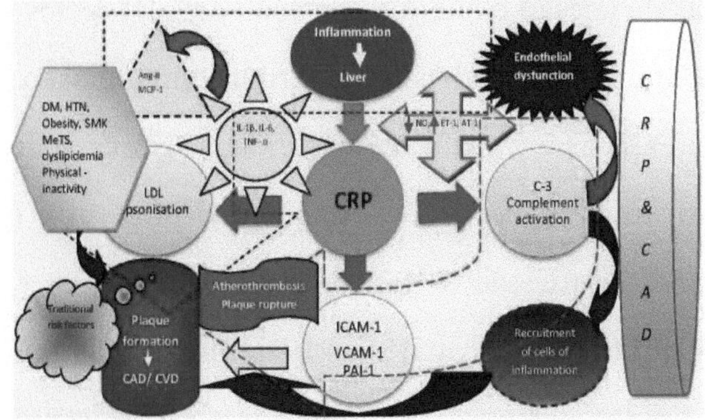

Abbreviations: ET-1: Endothelin-1; NO: nitric oxide; Ang-II: angiotensin-II; IL interleukin; DM: diabetes mellitus; HTN: hypertension; SMK: smoking; MeTS: metabolic syndrome; TNF: tumor necrosis factor; MCP: monocyte chemotactic protein

Papel da PCR-us na inflamação: A PCR de alta sensibilidade contribui para o processo aterosclerótico ou é meramente um marcador de inflamação, o que é discutível. A PCR-hs tem propriedades opsonizantes, aumentando o recrutamento de monócitos para a placa ateromatosa e induzindo também disfunção endotelial através da supressão da libertação basal e induzida de óxido nítrico. A PCR-hs aumenta a expressão do inibidor-1 do ativador do plasminogénio endotelial vascular (PAI-1) e de outras moléculas de adesão e altera a captação de LDL pelos macrófagos. Estudos de randomização mendeliana sugeriram uma relação causal entre os genótipos da PCR-as e a DCV aterosclerótica. No caso de inflamação crónica de baixa intensidade, a PCR danifica o glicocálix do endotélio vascular, causando disfunção e tornando-o suscetível a factores pró-aterogénicos. A infiltração da parede vascular com células inflamatórias, a deposição de lípidos neutros na íntima arterial é estimulada e os macrófagos consomem as lipoproteínas de baixa densidade (LDL) do plasma, formando células espumosas. As células do músculo liso vascular proliferam e migram para a íntima para sintetizar mais matriz extracelular. O aumento da atividade metabólica nas paredes vasculares torna o meio mais ácido e, por sua vez, promove a apoptose das células musculares lisas. Ao ativar os receptores da angiotensina-1 e da angiotensina-2, a PCR promove a atividade pró-aterogénica da angiotensina, estimula direta e indiretamente a modificação estrutural e funcional das paredes arteriais, a remodelação cardíaca e vascular, o endurecimento vascular, o aumento da resistência vascular periférica e interfere com os mecanismos de regulação da pressão arterial. A PCR aumenta a remodelação, a desestabilização e a rutura da placa aterosclerótica. O estado pró-trombótico pode ser descrito como a ativação do sistema do complemento (C3), a formação de trombina, a libertação de fator tecidular a partir do endotélio, das células mononucleares e das células musculares lisas; o endotélio é coberto com mais moléculas de adesão que, por sua vez, promovem a adesão dos trombócitos. A fibrinólise é diminuída, porque a PCR estimula o inibidor do ativador do plasminogénio-1 (PAI-1), que por sua vez diminui as capacidades fibrinolíticas do ativador do plasminogénio. A própria PCR mantém a inflamação, estimulando a libertação de várias citocinas (IL-1, IL-2, TNF-a) dos macrófagos e das células espumosas e promovendo a auto-produção.

A PCR de alta sensibilidade (PCR-hs) como marcador de DCV: A prevenção das doenças cardiovasculares tornou-se um dos mais importantes desafios de saúde pública, que deve ser abordado com carácter prioritário numa perspetiva global. Vários factores modificáveis e não modificáveis, como a hipertensão arterial, a diabetes, o tabagismo, etc., são reconhecidos como factores de risco importantes para as doenças cardiovasculares e a sua correção agressiva desempenha um papel vital na prevenção das doenças cardiovasculares.

No entanto, nem todos os eventos CV adversos podem ser previstos pelos factores de risco convencionais, o que limita a nossa capacidade de identificar com precisão os indivíduos que estão em "alto risco" de desenvolver DCV. Por conseguinte, está a ser avaliada uma série de abordagens alternativas de avaliação do risco, como a imagiologia da aterosclerose subclínica e a deteção da inflamação vascular, para ultrapassar esta limitação e fornecer estimativas de risco mais precisas para um determinado indivíduo. Numerosos estudos têm demonstrado que a inflamação desempenha um papel central na ocorrência de DCV[8,' 9,10]. Assim, vários mediadores da resposta inflamatória, incluindo proteínas de fase aguda, citocinas e moléculas de adesão celular, têm sido avaliados como potenciais indicadores do risco de um primeiro evento aterotrombótico agudo, bem como de complicações recorrentes após a apresentação inicial. Como reator de fase aguda prototípico, a PCR-hs tem sido o foco de grande parte da investigação clínica. Utilizando ensaios de alta sensibilidade amplamente disponíveis, os níveis de PCR-hs de <1, 1 a 3, >3 mg/L correspondem a grupos   de risco baixo, moderado e alto para futuros eventos CV. Uma vantagem adicional da PCR-us é o facto de os seus níveis   terem   demonstrado ser estáveis, com pouca ou nenhuma variação diurna, o que faz da PCR-us o marcador inflamatório mais utilizado e mais bem padronizado de doenças CV e metabólicas?[2]] Estudos anteriores sobre a relação entre a proteína C reactiva de alta sensibilidade (PCR-us) e a gravidade da aterosclerose coronária revelaram resultados variáveis.[11] Considerando o aumento da incidência de estenose da artéria coronária e as complicações relacionadas, a importância da sua etiologia e os relatórios inconsistentes, o nosso objetivo foi determinar a correlação entre os níveis séricos da proteína C reactiva de alta sensibilidade (PCR-us) e a gravidade da aterosclerose coronária. Os estudos publicados relataram uma associação entre a PCR-us e a síndrome metabólica, IGT, diabetes mellitus, DAC e AVC. Isto é particularmente importante, uma vez que as provas actuais apontam para níveis basais elevados de PCR-us, mesmo nos doentes do grupo de controlo normal. São necessários estudos de coorte prospectivos de maior dimensão que utilizem ensaios padronizados de medição da PCR-hs com uma duração de a companhamento   adequada para obter valores de corte de risco para DCV. São obrigatórios estudos de coorte prospectivos de grande dimensão, ensaios de controlo aleatório e estudos de meta-análise com padronização de testes de diagnóstico e acompanhamento adequado dos participantes relativamente a resultados cardiovasculares para derivar valores de corte de risco da PCR-as.

PCR de alta sensibilidade e pontuação de risco de DCV: A PCR-us é o biomarcador mais amplamente avaliado na procura de um biomarcador ideal para a previsão do risco global de doença cardiovascular (DCV). Foi incorporada no sistema de pontuação de risco de Reynolds para a previsão do risco global de DCV nas mulheres e, juntamente com uma história parental de enfarte do miocárdio prematuro, pode reclassificar 50% de todas as mulheres na categoria de risco intermédio ATP III (risco anual de DCV de 5 a 10%) e 10% a 20% em   categorias de risco superior ou inferior a 10 anos   , com uma precisão melhorada.[7] Com base nos dados obtidos em estudos de base populacional, o grupo de trabalho da AHA/CDC (American Heart Association/Centres for Disease Control) sobre marcadores de inflamação nas DCV classificou os níveis séricos de hs-CRP <1 mg/l, 1-3 mg/l e >3 mg/l como grupos de risco baixo, intermédio e elevado para DCV global, respetivamente.[13] O grupo de trabalho recomenda a realização de dois ensaios de PCR-hs com duas semanas de intervalo, em jejum ou sem jejum, num doente metabolicamente estável e sem sinais evidentes de infeção ou inflamação. Embora a PCR-hs tenha sido, em grande medida, o foco central, outros marcadores inflamatórios, como o fator de necrose tumoral (TNF)-a, a interleucina (IL)-6, a IL-7 e as metaloproteinases da matriz, também foram associados ao processo aterosclerótico.[14] Em termos de aplicação clínica, a PCR-us parece ser um preditor mais forte de eventos CV do que o colesterol LDL, e acrescenta informação prognóstica a todos os níveis do risco de Framingham calculado (FRS) e da síndrome metabólica. Vários factores tornam a PCR-us um biomarcador atrativo para a previsão do risco cardiovascular. A pesquisa bibliográfica de vários estudos epidemiológicos demonstrou que a PCR-us é um forte fator de previsão de futuros eventos cardiovasculares. A relação entre a PCR-us basal e futuros eventos CV na maioria dos casos foi comprovada independentemente dos principais factores de risco tradicionais. JUPITER (Justification for the Use of Statins in Prevention: an Intervention Trial Evaluating Rosuvastatin): um ensaio de prevenção primária que procurou avaliar a utilidade de uma estatina na redução de eventos cardiovasculares adversos maiores em doentes com níveis de colesterol normais a baixos (LDL-C <130 mg/dl), mas com níveis elevados de PCR-as (>2 mg/l). O ensaio revelou que a rosuvastatina produziu uma redução significativa no end point primário composto pré-especificado de enfarte do miocárdio, acidente vascular cerebral, morte cardiovascular, revascularização arterial e angina instável. Foi demonstrado que a rosuvastatina reduziu os níveis de LDL-C em 50% e os níveis de hsCRP em 37%?[5]] O ensaio CANTOS (Canakinumab Antiinflammatory Thrombosis Outcomes Studies) avalia se a inibição selectiva da IL-1p com canakinumab pode reduzir a morte cardiovascular, o enfarte do miocárdio não fatal e o acidente vascular cerebral em doentes estáveis pós-enfarte do miocárdio com elevado risco de eventos recorrentes, conforme evidenciado pela hsCRP sérica >2 mg/l. Os ensaios de fase 2 com canakimumab mostraram que a inibição a montante da IL-1p resultou em reduções dependentes da dose de 50% nos biomarcadores a jusante, nos níveis de CRP e IL-6, sem baixar os níveis lipídicos ou a pressão arterial.[16]

Implicações dos estudos na prevenção de DCV: Os dados que apoiam o significado prognóstico da proteína C reactiva de alta sensibilidade (PCR-us) derivam em grande parte de indivíduos sem doença arterial coronária evidente ou de doentes com síndromes coronários agudos. Em contraste, a capacidade da PCR-us para prever resultados em doentes com doença arterial coronária estável e o significado prognóstico dos pontos de corte da PCR-us do Centers for Disease Control/American Heart Association nessa população permanecem relativamente inexplorados. O estudo JUPITER não abordou a questão de saber se os efeitos benéficos nos pontos finais cardiovasculares se deviam apenas à redução dos lípidos, apenas à supressão da inflamação (como demonstrado pela redução da PCR-us) ou a uma combinação de ambos os mecanismos. Os resultados do ensaio CANTOS sobre o papel do canakimumab são esperados em 2018.

[Figura 2]

Posição da PCR-us nas directrizes e nos artigos publicados: As directrizes do Painel de Tratamento de Adultos (ATP) III recomendam a avaliação da concentração de PCR na escolha do tratamento da hiperlipidemia entre menos e mais agressivo e na avaliação da eficácia do tratamento.[17] A AHA e o CDC recomendaram a utilização da PCR-us como marcador inflamatório para avaliar o risco absoluto e escolher o tratamento ótimo para as pessoas pertencentes ao grupo de risco moderado (1-3 mg/L) de DCV.[5] As directrizes da Sociedade Canadiana de Cardiologia (CCS) de 2009, baseadas no ensaio JUPITER, recomendaram também a avaliação da PCR-us para os doentes com risco moderado de DCV.[18] A AHA e o CDC (2010) recomendaram (classe IIa) que a PCR-us fosse testada em doentes sem sintomas de DCV, a fim de selecionar os doentes que beneficiariam do tratamento com estatinas (homens >50 anos e mulheres >60 anos), quando o colesterol LDL é <130 mg/dL, sem substituição hormonal, sem terapêutica imunossupressora ou lipidorredutiva, sem sinais clínicos de DCV, diabetes, inflamação grave e sem contra-indicações para estatinas. A AHA e o CDC (2010) recomendaram a hsCRP para estimar o risco de DCV (superior ou inferior a moderado) em homens > 50 anos e mulheres > 60 anos, que pertencem ao grupo de risco moderado, de acordo com a FRS. A AHA e o CDC (2010) não recomendaram a hsCRP em doentes com elevado risco de DCV.[19] Kaptoge *et al* (2010), na sua meta-análise (54 estudos; n=160309), afirmaram que a adição de PCR-us ao rastreio tradicional de factores de risco melhora a previsão do risco, mas a relevância clínica e a relação custo-eficácia dessa melhoria permanecem pouco claras.[20] Shah *et al* (2009), na sua revisão sistemática (31 estudos; n=84063), afirmaram que a PCR-us não tem um desempenho melhor do que a equação de risco de Framingham na discriminação. A melhoria na estratificação ou reclassificação do risco quando a PCR-us é adicionada a modelos baseados em factores de risco estabelecidos é pequena e inconsistente.[21] Ridker PM *et al* (2000 e 1998) (n=28.263; n=14.916) referiram que a medição adicional de hsCRP juntamente com o rastreio de lípidos pode melhorar a identificação das pessoas em risco de eventos cardiovasculares e de primeiro enfarte do miocárdio.[22] Sabatine *et al* (2007) (n=3771) referiram que os valores de hsCRP > 1 mg/L estavam associados a um risco significativamente mais elevado de morte cardiovascular, enfarte do miocárdio e acidente vascular cerebral e eram independentes.[23] Mahajan *et al* (2012), no seu estudo transversal (n=9517), afirmaram que a PCR-us prediz de forma independente o risco de síndrome metabólica (MeTS).[1241] Rao *et al, no seu estudo* de coorte prospetivo (n=1021), concluíram que a PCR-us é um preditor independente de eventos de DAC. O estudo de proteção do coração (n=20.536) referiu que a concentração basal de PCR-us não altera economicamente os benefícios da terapêutica com estatinas.[25] Gupta S *etal* demonstrou que, em doentes indianos com SCA, os níveis de PCR-us se correlacionam com vários factores de risco CV, tais como o tabagismo, a SSTM, a obesidade e a gravidade angiográfica da DAC.[3] Gupta *et al* estudaram 337 indivíduos, dos quais 69 (20,5%), 68 (20,2%) e 200 (59,3%) tinham níveis de PCR-us <1 mg/L, 1-3 mg/L e >3 mg/L, respetivamente. Gupta S *et al* observaram que os fumadores apresentavam uma PCR significativamente mais elevada (p = 0,03) em comparação com os não fumadores. Piranfar M A *et al* (2014) no seu estudo transversal (n=85) concluíram que os níveis séricos de PCR-us estavam significativamente relacionados com a gravidade da aterosclerose coronária (P <0,010).[26] Sabatine M S *et al* (2007) em 3771 pacientes com DAC (PEACE), um estudo randomizado controlado por placebo relatou que, níveis mais altos de hs-CRP (> 1 mg / L) foram associados a um risco significativamente maior de morte cardiovascular, infarto do miocárdio ou acidente vascular cerebral com doença arterial coronariana estável, nível de hs-CRP, mesmo> 1 mg / L, é um preditor significativo de eventos cardiovasculares adversos de forma independente.[23] Mevlut Koc *et al* (2010), no seu estudo com 124 doentes, verificaram que os níveis de PCR-us eram significativamente mais elevados em doentes com DAC grave (P <0,001). Mevlut Koc *et al* relataram que, os altos níveis basais de hs-CRP estão associados à presença, gravidade e prognóstico da arteriosclerose coronariana em pacientes com DAC estável.[27] Razban M M *et al* (2016), no seu estudo (n=102) com doentes com DAC, verificaram que a pontuação média de Gensini era elevada no grupo positivo para PCR-h (p<0,05) com doentes diabéticos e que não existia uma correlação significativa entre os níveis séricos de PCR-h e a gravidade e extensão angiográfica nas artérias coronárias.[28] Habib SS *et al* (2013), no seu estudo (n=87) com DAC avaliada angiograficamente, observaram que os doentes com DAC apresentavam níveis significativamente mais elevados de PCR-hs do que os controlos, com uma correlação positiva (r=0,423, p=0,018).[29] Nyandak T *et al* (2007) estudaram 73 doentes com o diagnóstico de DAC e encontraram uma elevação estatisticamente significativa da PCR-hs em indivíduos com DAC com extensão de estenose da artéria coronária confirmada angiograficamente (P = 0,004).[30] Chatterjee B *et al* estudaram os níveis de hs-CRP em indivíduos MeTS com e sem doença arterial coronária (DAC) e verificaram que a hs-CRP era significativamente mais elevada em MeTS com DAC (p<0,05) com correlação positiva da hs-CRP com outros factores de risco de DCV?[1]] Sahu A *et al* (2015) afirmaram que os níveis de homocisteína e PCR-us estavam significativamente aumentados em pacientes com DAC em comparação com o controlo.[32] Ahmed I *et al* (2014), no seu estudo de caso-controlo com DAC comprovada por angiografia, observaram que os níveis de PCR-hs estavam em proporção direta tanto com a estenose como com a pontuação da extensão da doença arterial coronária (P <0,01) em adultos jovens.[33] Mahajan *et al* (2009), Bhagwat *et al* (2012), Mahajan *et al* (2012) Nyandak *et al* (2007) e Rao *et al* (2010) com valor médio de PCR-us entre 13 mg/L.[34, 35, 24, 30, 25] Thakur *et al* (2011), Guruprasad *et al* (2012), Goswami *et al* (2011) e Asegaonkar *et al* (2011) registaram um valor médio de PCR-hs < 1 mg/L.[36-39] Chowta *et al* (2012) e Dambal *et al*

(2013) citaram níveis de PCR-hs > 3 mg/L.[40, 41] [Tabela 11 A variabilidade nos resultados dos diferentes estudos pode dever-se a diferenças na população estudada e nos critérios de inclusão e exclusão escolhidos para o estudo. Os estudos de Thakur *et al.*, Guruprasad *et al.*, Goswami *et al.*, Asegaonkar *et al.*, Bhagwat *et al.* e Mahajan *et al.* estavam de acordo com o facto de a PCR-as estar significativamente associada ao risco de DAC de forma independente e de o nível de aumento da PCR-as indicar o nível de extensão da DAC.[36, 37, 38, 39, 35, 34] As directrizes da ESC 2012 recomendam que a PCR-us possa ser testada em doentes com risco moderado de DCV (II B) e não se recomenda que seja testada em doentes assintomáticos de baixo risco ou de alto risco (III). As directrizes de 2010 da American Heart Association são as mais favoráveis, atribuindo uma designação de classe IIa para a medição da PCR-us em indivíduos assintomáticos. Os ensaios CANTOS e CIRT com a utilização de canakimumab (inibidor da IL-1b) e metotrexato, respetivamente, na concentração de PCR estão em curso e aguardam-se os respectivos resultados.[48] A USPSTF (2009) U.S. Preventive Services Task Force referiu que não existiam provas suficientes para apoiar o papel da PCR-h no rastreio preventivo de doentes assintomáticos para DCV.[49] Tabela 1 e Figura 2

Quadro 1: Resumo dos estudos que avaliaram a PCR-us como fator de risco de DCV

Study/ Author	Study design	Subjects (n)	Results
Kaptoge et al (2010)	Meta-analysis 54 studies	160,309	Addition of hsCRP to traditional risk factor screening improves risk prediction
Shah et al (2009)	Systematic review, 31 study	84,063	HsCRP does not perform better than the Framingham risk equation for discrimination
Ridker et al (2000)		28,263	hsCRP measurement with lipid screening may improve identification of those at risk for CAD
Heart protection study collaborative group, 2011	Heart protection study	20,536	Baseline hsCRP concentration does not modify the benefits of statin therapy
He et al (2010)	Meta-analysis, 20 studies with ACS	17442	Greater early blood hsCRP moderately increases long-term risk of recurrent cardiovascular events or death
Ridker et al (1998)		14,916	hsCRP level adds to the predictive value of lipid parameters in determining risk of first MI
Mahajan et al (2012)	Cross-sectional	9517	hs-CRP independently predicts the risk of MeTS
Ndrepepa et al 2014	patients with SCAD treated with PCI	7959	HsCRP but not LDL-C was independently associated with increased risk of 1-year mortality
Sabatine (2007)	PEACE study stable CAD	3771	HsCRP values > 1 mg/L were associated with significantly higher risk of cardiovascular death, MI and stroke
Schiele et al (2009)[42]	ACS	1501	Combined with GRACE (Global Registry of Acute Coronary Events) risk score, hsCRP evaluation improves risk stratification

Study/ Author	Study design	Subjects (n)	Results
Correia and Esteves, (2011)[43]	Systematic review and meta-analysis	19 studies	Controversial results regarding the independent predictive value of hsCRP for short- term events. Routine use of hsCRP for risk stratification at admission of patients with ACS is not recommended
Li et al (2010)[44]	Meta-analysis, 9 studies, 1062 patients	1062	Preprocedurally increased hsCRP level is associated with greater in-stent restenosis after stenting. This impact appears more prominent in UA patients
Schnell-Inderst et al (2010)[45]	Systematic review	11 studies	Addition of hsCRP to traditional risk factor screening improves risk prediction
Rao et al (2010)	Prospective cohort	1021	hs-CRP is an independent predictor CAD event
Guruprasad et al (2012)	Case-control	442	hs-CRP associated with increasing severity of CAD
Choi et al (2012)[46]	SA patients CAG	377	hsCRP level $\geq$ 3.0 mg/L was significantly related to the severity of coronary atherosclerosis (OR 1.95)
Thakur et al (2011)	Case-control	200	hs-CRP concentration elevated in CAD subjects.
Goswami et al (2011)	Case-control	200	hs-CRP is an independent predictor of CAD
Mahajan et al (2009)	Case-control	140	hs-CRP is associated with increased CAD severity.
Asegaonkar et al	Case control	120	hs-CRP levels correlate with T2-DM
Kojuri et al (2010)[47]	patients with chronic SA	105	HsCRP was not correlated with degree of coronary involvement evaluated by

Study/ Author	Study design	Subjects (n)	Results
			angiographic score
Bhagwat et al (2012)	Cross-sectional	101	hs-CRP increased in DM, HTN, MI
JUPITER (2008)			Rosuvastatin was shown to reduce LDL-C levels by 50 per cent and hsCRP levels by 37 percent.
CANTOS (2012) (ongoing)	RCT patients with hsCRP ≥2 mg/l	17200	Phase 2 trials with canakimumab (IL-1b inhibitor) have shown that upstream inhibition of IL-1β resulted in 50 % reductions in CRP and IL-6 levels.
CIRT (ongoing)[48] Cardiovascular Inflammation Reduction Trial	RCT: Elevation of hsCRP with type 2 DM or MeTS	7000	Methotrexate 10 mg weekly or placebo on a background of folate therapy. All-cause mortality, hospitalization for heart failure, incidence of venous thromboembolism, atrial fibrillation, diabetes, or coronary revascularization
USPSTF (2009)[49] U.S. Preventive Services Task Force			Insufficient evidence to support the role of hsCRP in preventive screening of asymptomatic patients for CVD
Abbreviations: JUPITER: Justification for the Use of Statins in Prevention: an Intervention Trial Evaluating Rosuvastatin; CONTOS: Canakinumab Anti-inflammatory Thrombosis Outcomes Studies; CIRT: Cardiovascular Inflammation Reduction Trial; USPSTF: U.S. Preventive Services Task Force: RCT: randomized control trial study			

Figura 2: Interpretações de vários ensaios, directrizes de recomendações de organizações e agências profissionais

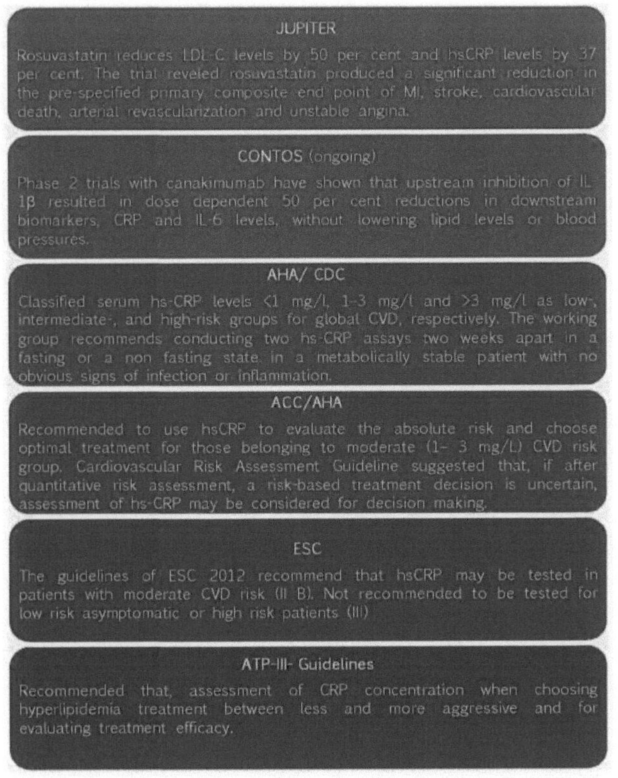

Abreviaturas: JUPITER: Justification for the Use of Statins in Prevention: an Intervention Trial Evaluating Rosuvastatin; CONTOS: Canakinumab Anti-inflammatory Thrombosis Outcomes Studies; AHA/ CDC: AHA/CDC (American Heart Association /Centres for Disease Control); AHA: Associação Americana do Coração; ESC: Sociedade Europeia de Cardiologia; ATP-III: Painel de Tratamento de Adultos

Efeito das modificações do estilo de vida e dos suplementos dietéticos na PCR-us: Sabe-se que a cessação do tabagismo, os alimentos ricos em ácidos gordos polinsaturados ómega 3, fibras, vitaminas, microelementos (magnésio), baixo teor de colesterol, baixo índice glicémico e actividades físicas reduzem a concentração de PCR e a disfunção endotelial. [Figura 3]

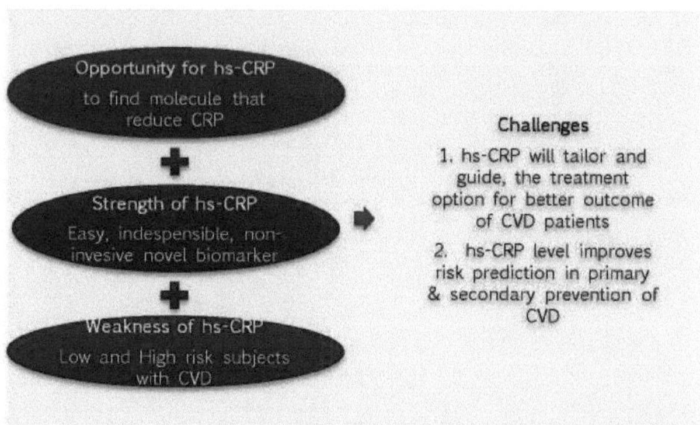

Figura 3: Pontos fortes, oportunidades, fraquezas e desafios do hs-CRP

Resumo:

A proteína C - reactiva (PCR) foi descoberta há cerca de 80 anos, explorando a resposta inflamatória humana. A PCR é produzida por todos os seres humanos e desempenha um papel crucial no sistema imunitário como um marcador sensível e dinâmico da inflamação. A PCR pode aumentar muitas vezes durante as respostas agudas a uma infeção grave ou a uma lesão tecidular importante, atingindo normalmente o seu pico em 48 horas. Os aumentos agudos da PCR podem ser atribuídos ao exercício (fisiológico), queimaduras, traumatismos ou infecções bacterianas ou virais agudas (patológicas). Elevações crónicas dos níveis de PCR observadas em situações de pressão arterial elevada, índice de massa corporal elevado, tabagismo, cancro, síndrome metabólica, diabetes mellitus, diminuição das lipoproteínas de alta densidade (HDL), triglicéridos elevados, utilização de hormonas estrogénicas e progesterona, infecções bacterianas ou virais crónicas, doenças auto-imunes e doenças inflamatórias crónicas. As elevações crónicas da PCR podem ter efeitos biológicos na função endotelial, coagulação, fibrinólise, oxidação da lipoproteína de baixa densidade (LDL) e estabilidade da placa aterosclerótica. Todas as fases da placa aterosclerótica podem ser consideradas como uma resposta inflamatória à lesão, incluindo a rutura da placa e a trombose; isto é apoiado por resultados clínicos consistentes de que a PCR-us prediz novos eventos coronários em doentes com angina instável e enfarte agudo do miocárdio. As provas também sugerem uma associação entre a PCR-us elevada e a morte súbita e a doença arterial periférica. Em última análise, a PCR-us mantém uma associação independente com eventos coronários acidentais, mesmo após estratificação e ajuste estatístico multivariável; no entanto, a PCR-us não demonstrou prever a extensão da doença aterosclerótica. Além disso, a declaração científica colaborativa de 2003 do CDC/AHA registou algumas provas que implicam um possível papel da PCR-hs na causa da aterosclerose. A PCR é mais do que apenas um marcador de inflamação, é também uma causa de inflamação. A diferença entre a PCR e a PCR-hs é que os testes tradicionais medem a PCR entre 10 e 1.000 mg/L, enquanto os valores da PCR-hs variam entre 0,5 e 10 mg/L. Em termos mais simples, a PCR-us mede quantidades vestigiais de PCR no   no   sangue. A PCR-h é a substância de eleição   para   a   avaliação   do   risco cardiovascular, devido à precisão superior do ensaio, à exatidão e à existência de padrões, quando comparada com   outros reagentes de fase aguda. De acordo com o CDC e a AHA, conforme referido, o risco baixo de doença cardiovascular é definido como PCR-hs <1 mg/L, o risco médio como 1 a 3 mg/L e o risco elevado como >3 mg/L. Um nível de hs-CRP >10 mg/L foi observado na rutura aguda da placa, que pode levar à trombose. A evidência moderada sugere que o teste de PCR-us pode melhorar a estratificação do risco, particularmente entre os doentes com risco cardiovascular intermédio. A investigação deve ser efectuada para justificar uma recomendação mais concreta para a aplicação dos níveis de PCR-us na prática clínica. Atualmente, as modificações do estilo de vida, que se sabe reduzirem tanto a PCR como o risco cardiovascular, devem continuar a ser a base de todas as estratégias de tratamento para as pessoas com risco de doença cardiovascular. Sugere-se que a PCR-us possa ser útil como um marcador independente de prognóstico para eventos recorrentes, incluindo morte, enfarte do miocárdio e reestenose em doentes com doença coronária estável ou síndromes coronárias agudas ou aqueles que foram submetidos a ICP. [Figura 4]

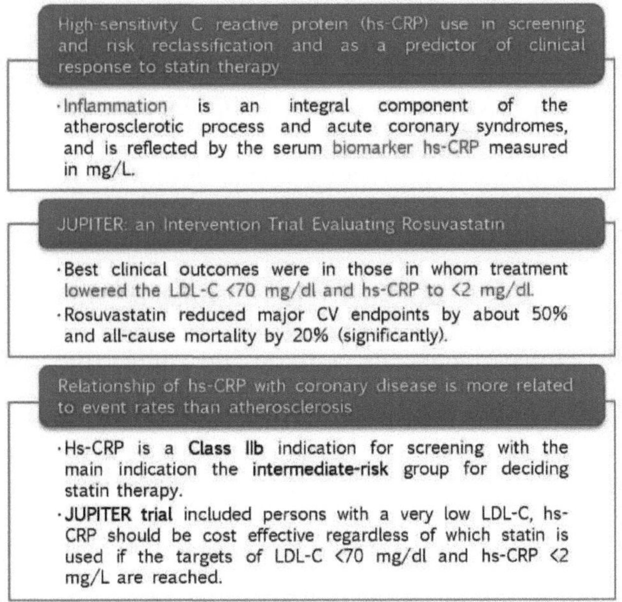

Figura 4: Classe de recomendação (COR), nível de evidência (LOE) e

ponto de vista da PCR-hs Atualmente, a ligação entre inflamação e doença cardiovascular (DCV) parece estar estabelecida. Entre os vários biomarcadores que têm sido propostos para a estratificação do risco cardiovascular, a proteína C reactiva de alta sensibilidade parece contribuir para a identificação de pessoas em risco de desenvolver DCV.

Questão crítica: Qual é a evidência relativamente à reclassificação ou contribuição para a avaliação do risco quando a PCR-us. Recomendação 1: Se, após a avaliação quantitativa do risco, uma decisão de tratamento baseada no risco for incerta, a avaliação de 1 ou mais dos seguintes factores-história familiar, PCR-as, pontuação CAC ou ITB-pode ser considerada para informar a tomada de decisão de tratamento. Grau NHLBI: E (Opinião de Especialista); ACC/AHA COR: IIb, LOE: B.[50] A Atualização Focada de 2017 também inclui os seguintes factores que podem ser considerados para a identificação de doentes de alto risco com ASCVD clínica (doença cardiovascular aterosclerótica): idade >65 anos, antecedentes de enfarte do miocárdio ou acidente vascular cerebral não hemorrágico, tabagismo diário atual, DAP (doença arterial periférica) sintomática com antecedentes de enfarte do miocárdio ou acidente vascular cerebral, antecedentes de revascularização coronária não relacionada com enfarte do miocárdio, doença arterial coronária residual com estenose >40% em >2 grandes vasos, HDL-C <40 mg/dL para homens e <50 mg/dL para mulheres, PCR-us >2 mg/L ou síndrome metabólica.[51]

Conclusões:

Apesar dos resultados inconsistentes de vários estudos efectuados em várias partes do mundo, uma PCR-us elevada é um forte indicador de doença arterial coronária. A DAC significativa por CAG foi evidente em doentes com níveis elevados de PCR-us de 1 a 3 mg/L, tendo sido encontrados níveis crescentes em doentes com DAC. Uma hs-CRP elevada foi associada a outros factores de risco convencionais de DAC. Estes resultados sugerem que, entre os doentes com doença arterial coronária, os níveis de PCR-us podem ser utilizados para saber quais os doentes que podem ter DAC significativa e que requerem uma intervenção agressiva. A PCR de alta sensibilidade oferece uma melhor estratificação do risco, valor preditivo e prognóstico e valor discriminativo em doentes com DAC. Atualmente, não existe qualquer mandato para medir a PCR-us em doentes com doença arterial coronária. Os ensaios em curso irão clarificar se a utilização de terapêutica medicamentosa com base nos níveis de PCR será ou não benéfica para os doentes. Os níveis séricos de PCR-h e a inflamação têm uma correlação positiva com o peso da doença em doentes com DAC. São necessários mais estudos para elucidar o papel independente da PCR-us como fator de risco de DAC. A Diretriz de Avaliação do Risco Cardiovascular da ACC/AHA sugeriu que, se após uma avaliação quantitativa do risco, uma decisão de tratamento baseada no risco for incerta, a avaliação da PCR-us pode ser considerada para a tomada de decisões. Existem fortes provas que apoiam a associação da PCR-us com a doença cardiovascular, embora a magnitude destas associações possa ser confundida por factores de risco cardiovascular estabelecidos. Resumindo os dados de vários estudos, as directrizes recomendam a realização de testes de PCR-us para estratificação do risco de grupos de risco de DCV, seleção de doentes para terapêutica com estatinas e prognóstico de DCV e avaliação da eficácia do tratamento, resultados e prognóstico em grupos de risco moderado de DCV. Os novos medicamentos específicos de ligação da PCR que afectam a sua concentração estão a ser investigados quanto ao seu benefício terapêutico na prática clínica.

Referências:

1. Hak AE, Stehouwer CD, Bots ML, Polderman KH, Schalkwijk CG, Westendorp IC, et al. Associações da proteína C-reactiva com medidas de obesidade, resistência à insulina e aterosclerose subclínica em mulheres saudáveis de meia-idade. Arterioscler Thromb Vasc Biol. 1999;19:1986-91.

2. Hansson GK. Inflammation, atherosclerosis, and coronary artery disease (Inflamação, aterosclerose e doença arterial coronária). N Engl J Med. 2005; *352.* 1685-95.

3. Gupta S, Gupta V K Rupika, Gupta Sónia, Arora Varun Gupta. Relationship of high-sensitive C-reactive protein with cardiovascular risk factors, clinical presentation and angiographic profile in patients with acute coronary syndrome: An Indian perspective. Indian heart journal. 2013;65:359e-365.

4. DeepakY. Kamath, Denis Xavier, AlbenSigamani, Prem Pais.High sensitivity C-reactive protein (hs-CRP) & cardiovascular disease: An Indian perspective. Indian JMed Res. 2015 ;142:261-268.

5. PearsonTA, Mensah GA, Alexander RW, Anderson JL, CannonRO , Criqui M, Fadl YY et al. Marcadores de inflamação e doença cardiovascular: aplicação à prática clínica e de saúde pública: uma declaração para profissionais de saúde dos Centros de Controlo e Prevenção de Doenças e da Associação Americana do Coração. Circulation. 2003;107:499 -511.

6. Black S, Kushner I, Samols D. C-reactive protein. J Biol Chem. 2004;279: 48487-90.

7. Ridker PM. Aplicação clínica da proteína C-reactiva na deteção e prevenção de doenças cardiovasculares. Circulation 2003; 107: 363-9.

8. Ridker P, Rifai N, Braunwald E, et al. Investigadores de Colesterol e Eventos Recorrentes (CARE). Inflammation, pravastatin, and the risk of

coronary events after myocardial infarction in patients with average cholesterol levels. Circulation. 1998;98:839e844.

9. Lagrand W, Visser C, Hermens W, et al. A proteína C-reactiva como fator de risco cardiovascular. Mais do que um epifenómeno? Circulation. 1999;100:96e102.

10. Blake GJ, Ridker PM. C-reactive protein and other inflammatory risk markers in acute coronary syndromes. J Am Coll Cardiol. 2003;41:37Se42S.

11. Ridker PM. High-Sensitivity C - reactiveprotein Potential Adjunct for Global Risk Assessment in the Primary Prevention of Cardiovascular Disease. Circulation. 2001;103:1813-1818.

12. Ridker PM, Buring JE, Rifai N, Cook NR. Desenvolvimento e validação de algoritmos melhorados para a avaliação do risco cardiovascular global em mulheres: o Reynolds Risk Score. JAMA. 2007; 297:611-9.

13. Roberts WL; CDC/AHA. Workshop CDC/AHA sobre Marcadores de Inflamação e Doença Cardiovascular: Application to Clinical and Public Health Practice: laboratory tests available to assess inflammation--performance and standardization: a background paper. Circulation 2004;110:e572-6.

14. Hansson GK. Inflammation, atherosclerosis, and coronary artery disease (Inflamação, aterosclerose e doença arterial coronária). N Engl J Med. 2005;352:1685-95.

15. Ridker PM, Danielson E, Fonseca FA, Genest J, Gotto AM, Kastelein JJ, et al. Grupo de Estudo JUPITER. Rosuvastatin to prevent vascular events in men and women with elevated C- reactive protein. N Engl J Med. 2008;359: 2195-207.

16. Ridker PM, Howard CP, Walter V, Everett B, Libby P, Hensen J, et al; CANTOS Pilot Investigative Group. Effects of interleukin-1beta

inhibition with canakinumab on hemoglobin A1C, lipids, C-reactive protein, interleukin-6, and fibrinogen: a phase IIb randomized, placebo controlled trial. Circulation 2012;126: 2739-48.

17. Chan D, Ng L. Biomarcadores no enfarte agudo do miocárdio. BMC Med. 2010;8:34.

18. Genest J, McPherson R, Frolich J, Anderson T, Campbell N, Carpentier A, et al. Canadian Cardiovascular Society/ Canadian guidelines for the diagnosis and treatment of dyslipidemia and prevention of cardiovascular disease in the adult: 2009 recommendations. Can J Cardiol. 2009;25 (10):567-79.

19. Greenland P, Alpert JS, Beller GA, Benjamin EJ, Budoff MJ, Fayad ZA, et al. Diretriz da ACCF/AHA para a avaliação do risco cardiovascular em adultos assintomáticos: diretriz   executiva summary: a report of the American College of Cardiology Foundation/American Heart Association Task Force on Practice Guidelines 2010. Circulation. 2010;122(25):2748-64.

20. Kaptoge S, Di Angelantonio E, Lowe G, Pepys MB, Thompson SG, Collins R, et al. C-reactive protein concentration and risk of coronary heart disease, stroke, and mortality: an individual participant meta-analysis. Lancet. 2010;375 (9709):132-40.

21. Shah T, CasasJP, Cooper JA, TzoulakiI   , Sofat R, McCormack V, et al. Critical appraisal of CRP measurement for the prediction of coronary heart disease events: new data and systematic review of 31 prospective cohorts. Int J Epidemiol. 2009;38:217-31.

22. Ridker PM, Hennekens CH, Buring JE, Rifai N. C-reactive protein and other markers of inflammation in the prediction of cardiovascular disease in Women (Proteína C-reactiva e outros marcadores de inflamação na previsão de doenças cardiovasculares em mulheres). N

Engl J Med. 2000;342:836-43.

23. Sabatine M S, David A. Morrow, Kathleen A. Jablonski, Madeline Murguia Rice, J. Wayne Warnica, et al . Prognostic Significance of the Centers for Disease Control/American Heart Association High-Sensitivity C - reactive protein Cut Points for Cardiovascular and Other Outcomes in Patients with Stable Coronary Artery Disease. Circulation. 2007;115:1528-1536.

24. Mahajan A, Jaiswal A, Tabassum R, Podder A, Ghosh S, Madhu SV, et al. Elevated levels of C-reactive protein as a risk fator for metabolic syndrome in Indians. Atherosclerosis 2012; 220: 275-81.

25. Rao VS, Kadarinarasimhiah NB, John S, Hebbagodi S, Shanker J, Kakkar VV. Utilidade da proteína C-reactiva como marcador de previsão de futuros eventos coronários na população indiana asiática: Indian atherosclerosis research study. Int J Vasc Med. 2010; 2010:1-80.

26. Piranfar MA. A correlação entre os níveis séricos de proteína C reativa de alta sensibilidade (hs-CRP) e a gravidade da aterosclerose coronariana. Int Cardiovasc Res J. 2014;8(1):6- 8.

27. Mevlut Koc, Osman Karaarslan, Gulcan Abali, Mustafa Kemal Batur. Variation in High-Sensitivity C- reactive protein Levels over 24 Hours in Patients with Stable Coronary Artery Disease. Tex Heart Inst J. 2010;37(1):42-8.

28. Razban MM, Masoud Eslami, Ataollah Bagherzadeh. A relação entre os níveis séricos de HS-CRP e a gravidade da lesão coronária. Clujul Medical. 2016;89(3):352-364.

29. Habib SS, Al Masri AA. Relação da proteína C-reativa de alta sensibilidade com a presença e gravidade da doença arterial coronária. Pak J Med Sci. 2013;29(6):1425-1429.

30. Nyandak T, Arun Gogna, Sandeep Bansal, Manorama Deb. High Sensitive C - reactive protein (hs-CRP) and its Correlation with

Angiographic Severity of Coronary Artery Disease (CAD). JIACM 2007; 8(3):217-21.

31. Chatterjee B, Shah T, Trivedi A, Mahant H, Katwa V, Gosai K. Novos factores de risco cardiovascular na síndrome metabólica com e sem doença arterial coronária. J Res Med Den Sci. 2014;2(1):29-36

32. Sahu A, Trapti Gupta, Arvind Kavishwar, RK Singh.Cardiovascular Diseases Risk Prediction by Homocysteine in Comparison to other Markers: A Study fromMadhya Pradesh. Journal of the Association of Physicians of India (Jornal da Associação de Médicos da Índia). 2015;63:27-40.

33. Ahmed I, Achyut Sarkar, Arindam Pande, Naveen Chandra GS, Shailesh Patil e Chanchal Kundu. Vascular Inflammation and Angiographic Severity of Coronary Artery Disease in Young Asian Indians (Inflamação e Gravidade Angiográfica da Doença Arterial Coronária em Jovens Indianos Asiáticos). Journal of Cardiovascular Disease Research. 2014; 5(1):15-21.

34. Mahajan A, Tabassum R, Chavali S, Dwivedi OP, Bharadwaj M, Tandon N, et al. High-sensitivity C-reactive protein levels and type 2 diabetes in urban North Indians. J Clin Endocrinol Metab. 2009; 94: 2123-7.

35. Bhagwat R, Gupte A, Yadav KS. Utilidade diagnóstica da hs-CRP na doença coronária. Int J Mol Biol. 2012; 3: 36-9.

36. Thakur S, Gupta S, Parchwani H, Shah V, Yadav V. Hs-CRP - um potencial marcador de doença coronária. Indian J Fundam Appl Life Sci. 2011;1:1-4.

37. Guruprasad S, Rajasekhar D, Subramanyam G, Srinivasa Rao PV, Vanajakshamma V, Latheef K. Níveis de proteína C-reactiva de alta sensibilidade em todo o espetro e gravidade da doença arterial coronária. J Clin Sci Res. 2012; 3: 126-30.

38. Goswami B, Tayal D, Tyagi S, Mallika V. Assessment of insulin resistance, dyslipidemia and inflammatory response in North Indian male patients with angiographically proven   coronaryartery disease. Minerva Cardioangiol. 2011;   59:139-47.

39. Asegaonkar SB, Marathe A, Tekade ML, CherekarL ,   BavikarJ, Bardapurkar J, et al. High-sensitivity C-reactive protein: a novel cardiovascular risk predictor in type 2 diabetics with normal lipid profile. J Diabetes Complications. 2011; 25: 368-70.

40. Chowta MN, Adhikari PM, Sinha R, Acharya SD, Gopalakrishna HN, Ramapuram JT. Highly sensitive C reactive protein in patients with metabolic syndrome and cardiovascular disease (Proteína C reactiva altamente sensível em pacientes com síndrome metabólica e doença cardiovascular). Ann Trop Med Saúde Pública. 2012; 5: 98-102.

41. Dambal A, Padaki S, Herur A, Kashinakunti S, Manjula R. Proteína C-reactiva de alta sensibilidade em doentes com

infarto do miocárdio com diabetes mellitus tipo 2 - um estudo transversal . Disponível em www.omicsonline.org/ scientific-reports/srep570.php, acedido em 15 de setembro de 2015.

42. Schiele F, Meneveau N, Seronde MF, Chopard R, Descotes-Génon V, Dutheil J et al. A proteína C-reactiva melhora a previsão de risco em pacientes com síndromes coronárias agudas. Eur Heart J. 2010;31:290-7.

43. Correia LC, Esteves JP. Proteína C reativa e desfechos em síndromes coronarianas agudas: uma revisão sistemática e metanálise. Arq Bras Cardiol. 2011;97(1):76-85.

44. Li JJ, Ren Y, Chen KJ, Yeung AC, Xu B, Ruan XM, et al. Impacto da proteína C-reactiva na reestenose intra-stent: uma meta-análise. Tex Heart Inst J. 2010;37(1):49-57.

45. Schnell-Inderst P, Schwarzer R, Gohler A, Grandi N, Grabein K,

Stollenwerk B, et al. Prognostic value, clinical effectiveness, and cost-effectiveness of high-sensitivity C- reactive protein as a marker for major cardiac events in asymptomatic individuals: a health technology assessment report. Int J Technol Assess Health Care. 2010;26(1):30-9.

46. Choi EJ, Shin MH, Kang WY, Hwang SH, Kim W, Bak SW. Elevated hs-CRP in patients with stableangina pectoris. Korean J Med. 2012;82:45-51.

47. Kojuri J, Karimi A, Pourafshar N, Vosoughi A. Associação entre os níveis séricos de Hs-CRP e LDL-C com o grau de estenose da artéria coronária em pacientes com angina de peito estável. Iran Red Crescent Med J. 2010;12(4):396-405.

48. Ridker PM. Testing the inflammatory hypothesis of atherothrombosis: scientific rationale for the Cardiovascular Inflammation Reduction Trial (CIRT). J Thromb Haemost. 2009; 7 Suppl. 1:332-9.

49. Grupo de Trabalho dos Serviços Preventivos dos EUA. Using nontraditional risk factors in coronary heart disease risk assessment (Utilização de factores de risco não tradicionais na avaliação do risco de doença coronária): Declaração de recomendação da U.S. Preventive Services Task Force. Ann Intern Med. 2009;151:474-82.

50. Goff DC Jr, Lloyd-Jones DM, Bennett G, Coady S, D'Agostino RB Sr, Gibbons R, Greenland P, LacklandDT , Levy D, O'Donnell CJ, Robinson JG, Schwartz JS, Shero ST, Smith SC Jr, Sorlie P, Stone NJ, Wilson PWF. Diretriz ACC/AHA 2013 sobre a avaliação do risco cardiovascular: um relatório do American College of Cardiology/American Heart Association Task Force on Practice Guidelines. *Circulation.* 2014;129(suppl 2):S49-S73.

51. Lloyd-Jones DM, Morris PB, Ballantyne CM, Birtcher KK, Daly DD Jr, DePalma SM, Minissian MB, Orringer CE, Smith SC Jr. Atualização focada em 2017 da via de decisão de consenso de

especialistas do ACC de 2016 sobre o papel das terapias não-estatinas para a redução do colesterol LDL na gestão do risco de doença cardiovascular aterosclerótica: um relatório do American College of Cardiology Task Force on Caminhos de decisão de consenso de especialistas clínicos. J Am Coll Cardiol 2017;70:1785-822.

Conflito de interesses: nulo

Suporte: nulo

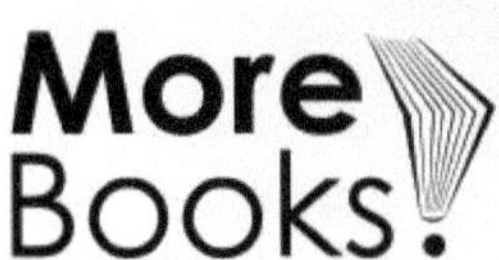

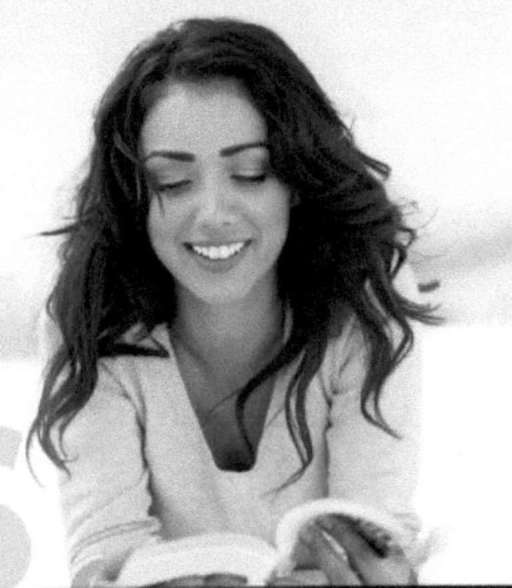

yes
I want morebooks!

Buy your books fast and straightforward online - at one of world's fastest growing online book stores! Environmentally sound due to Print-on-Demand technologies.

Buy your books online at
www.morebooks.shop

Compre os seus livros mais rápido e diretamente na internet, em uma das livrarias on-line com o maior crescimento no mundo! Produção que protege o meio ambiente através das tecnologias de impressão sob demanda.

Compre os seus livros on-line em
www.morebooks.shop

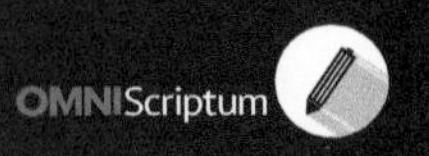

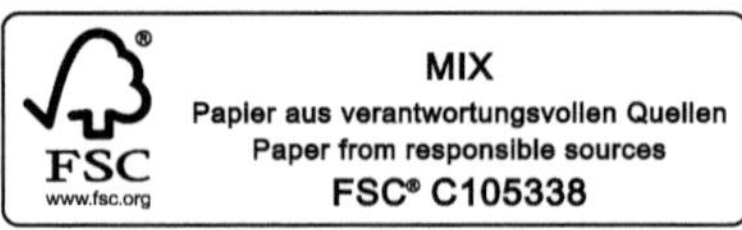

Printed by Books on Demand GmbH, Norderstedt / Germany